DE LA

# DÉLIVRANCE NATURELLE

ET DE

## QUELQUES ACCIDENTS QUI PEUVENT LA COMPLIQUER

PAR

## André FARGES

DOCTEUR EN MÉDECINE DE LA FACULTÉ DE PARIS

PARIS

ALPHONSE DERENNE

52, Boulevard Saint-Michel, 52

1882

DE LA

# DÉLIVRANCE NATURELLE

ET DE

## QUELQUES ACCIDENTS QUI PEUVENT LA COMPLIQUER

PAR

### André FARGES

DOCTEUR EN MÉDECINE DE LA FACULTÉ DE PARIS

PARIS

ALPHONSE DERENNE

52, Boulevard Saint-Michel, 52

1882

# DÉLIVRANCE NATURELLE

## ET DE QUELQUES ACCIDENTS QUI PEUVENT LA COMPLIQUER

La délivrance est l'expulsion naturelle ou l'extraction des annexes du fœtus, placenta, membranes et cordon ombilical, hors du vagin, après l'accouchement.

Le décollement du placenta commence la plupart du temps après la sortie de l'enfant. Le rapport des deux surfaces utérine et placentaire se trouve modifié par le retrait de l'utérus ; la première se rapetissant de plus en plus, la seconde, au contraire, étant dépourvue de rétractilité, les liens qui les unissent sont tiraillés et se relâchent peu à peu ; les contractions utérines, en chassant le sang des vaisseaux utéro-placentaires et en le refoulant vers les surfaces intimement contiguës des deux organes tendent à séparer celles-ci. Quand la pression sanguine est suffisante, les vaisseaux se rompent sur les points les moins résistants, le sang s'épanche dans une cavité qui va s'agrandissant, sous l'influence de nouvelles ondées sanguines, et bientôt le décollement du placenta est complet. Le sang s'épanche alors dans la cavité utérine, puis apparaît à l'extérieur ;

Farges

l'utérus continuant à se contracter, les vaisseaux sont oblitérés par le resserrement des fibres musculaires, qui forment autour d'eux, suivant l'expression de Pinard, comme autant des ligatures vivantes, sans quoi la large plaie qui résulte de la séparation des deux organes, donnerait lieu à une hémorrhagie qui pourrait être mortelle.

Le placenta, libre de toute adhérence, descend par son propre poids et à l'aide des contractions utérines, entraînant les membranes qui sont encore en partie adhérentes, achève de les détacher, et vient se placer sur l'orifice interne de la matrice, en présentant sa face fœtale (c'est ce qui est généralement admis) ; cependant il peut se présenter par sa face interne, quand le décollement ayant commencé par l'un des bords, le placenta demeure suspendu jusqu'à son détachement complet : il vient alors s'offrir au col, par son bord inférieur et s'y engage roulé sur lui-même comme un cornet d'oublie.

Arrivé sur le col, le placenta se moule sur lui, prend une forme allongée au lieu de la forme globuleuse qu'il avait, et constitue un véritable corps étranger pour l'utérus qui reprend ses contractions ; l'orifice interne s'ouvre peu à peu, le col est franchi, les membranes relevées forment au-dessus du placenta un sac contenant un peu de sang liquide, quelques caillots et de la sérosité amniotique, et le délivre arrive dans le vagin.

L'expulsion du délivre hors du vagin a-t-elle lieu sous l'influence des contractions de cet organe, ou bien s'opère-t-elle seulement par les efforts des muscles abdominaux et la pression qu'ils exercent sur lui par l'intermédiaire des intestins? La propriété contractile du vagin, dont le plan musculaire a été renforcé, suivant Rouget, à l'époque de la grossesse, a été contestée au moment où ce conduit venant de livrer passage au fœtus, est considérablement relâché et ses couches distendues et amincies; elle paraît cependant exister et on peut facilement admettre, qu'après un temps variable, le vagin revienne de cette espèce d'engourdissement, s'irrite de la présence du corps étranger, et reprenne la faculté de se contracter. Ces contractions, aidées des efforts expulsifs de la femme et des mouvements qu'elle exécute, parviennent alors à faire cheminer l'arrière-faix le long du vagin, et à l'expulser entièrement.

Le temps qui s'écoule entre la sortie du fœtus et celle du délivre, dans les cas où on n'intervient pas, est très variable. « On remarque, en général, que plus la femme est forte, plus les contractions utérines auront été vigoureuses, moins il y avait d'eau dans l'amnios, plus leur écoulement aura précédé la sortie de l'enfant, plus l'instant de la délivrance sera rapproché de celui de l'accouchement; qu'au contraire, il en sera d'autant plus éloigné que la femme est plus faible, que la quantité d'eau était plus considérable, que sa sortie a eu lieu en même temps que celle du fœtus et que celui-ci a éprouvé moins d'obstacle de la part du bassin et des parties molles » (P. Dubois et Désormeaux, *Répertoire général des sciences médicales*).

Chez quelques femmes, la délivrance s'opère en quinze ou vingt minutes, chez d'autres, il faut une heure à deux heures. M. Depaul que Dubois avait chargé de faire des expériences à ce sujet, arriva à ces conclusions que le temps moyen était de près de deux heures, et que pendant cette période les femmes étaient prises de douleurs analogues à celles de l'accouchement.

La plupart des auteurs sont d'accord pour admettre que le décollement du placenta et son expulsion de la cavité utérine s'opèrent au bout d'un quart d'heure, de vingt à vingt-cinq minutes, mais qu'arrivé dans le vagin, le placenta peut y séjourner beaucoup plus longtemps.

Nous avons exposé jusqu'ici, d'après l'opinion généralement adoptée, le mécanisme de la délivrance naturelle ; il nous reste à dire sur quels signes, sur quels symptômes, l'accoucheur doit se baser pour se tenir prêt à intervenir.

Après la sortie de l'enfant, l'utérus, qui ne renferme plus que le placenta et ses annexes, revient considérablement sur lui-même ; les parois abdominales sont relâchées, la ligne blanche est très agrandie et si on applique la main sur le bas-ventre, on sent l'utérus qui forme saillie à travers la grande boutonnière abdominale. Il représente une masse ronde, ferme, et même dure dans certains cas ; il s'écoule par le vagin une certaine quantité de sang et la femme accuse des douleurs à la région lombaire.

Dans la conviction que le bruit de souffle utérin appartenait au placenta, on avait pensé que s'il persistait après la sortie du fœtus, c'était signe de l'intégrité des adhérences du placenta à l'utérus, et que si ce bruit n'était plus perçu, on pouvait admettre que le décollement était opéré. Mais quelle que soit l'hypothèse qu'on admette au sujet de ce bruit de souffle, des recherches ultérieures ont montré qu'une fois la délivrance opérée, l'oreille percevait encore ce bruit, non-seulement immédiatement après l'accouchement, mais seulement le lendemain et même trois jours après.

Caillaut a signalé un autre bruit que le stéthoscope permettait de percevoir après l'expulsion du fœtus et avant celle du placenta. Ce bruit consiste en une série de petits « craquements sonores » analogues aux râles crépitants; il serait dû à la rupture des liens vasculaires qui unissent le placenta à l'utérus, et coïnciderait avec les contractions utérines. Simpson a attribué ce bruit au froissement que subit le placenta au moment des contractions utérines, et Devilliers s'est demandé à son tour, si la très grande analogie que l'on trouve entre ce bruit et celui que l'on détermine en frottant des caillots sanguins entre les doigts, ne donnerait pas à penser qu'on peut le rapporter aussi bien à la compression que les contractions utérines exercent sur le sang coagulé dans la cavité utérine, qu'à celle du placenta lui-même? Quoi qu'il en soit, ce bruit de craquement cesse dès que l'utérus est vidé de l'arrière-faix et de caillots sanguins, mais il n'a, comme on le voit, qu'une médiocre valeur diagnostique.

Il en est de même du signe tiré de l'examen du cordon ombilical : si on a lié le cordon aussitôt après la sortie de l'enfant, les vaisseaux ombilicaux deviennent turgescents et présentent une sorte de fluctuation tant que le placenta conserve ses attaches avec l'utérus; le cordon devient flasque au contraire dès que le gâteau vasculaire est détaché ; mais ce phénomène n'est pas constant, il peut arriver, même dans ce dernier cas, que les vaisseaux restent gonflés, parce que le sang accumulé à la surface du placenta exerce une pression sur celui que contient cet organe et le fait

refluer dans les vaisseaux du cordon ombilical qu'il dis-
tend.

Le toucher est le seul vrai moyen de constater si le placenta détaché est tombé sur le col, ou a pénétré dans la
cavité vaginale, quel est son mode et son degré d'engage-
ment à travers l'orifice du col. M. Pajot recommande de ne
jamais négliger ce moyen de diagnostic, dès qu'on est assuré
que l'utérus est convenablement rétracté.

Ces divers signes une fois constatés, l'accoucheur doit-il
intervenir pour opérer la délivrance, lors même qu'il est
convaincu qu'il n'y aura pas de complications, ou doit-il
attendre que l'expulsion ait lieu naturellement?

Tous les médecins anciens ne recommandaient l'intervention, que dans les cas où la nature leur paraissait impuis-
sante. Cependant il vint un temps où l'on craignit qu'en
différant l'extraction du délivre, le col de l'utérus venant à
se resserrer, ne le retînt ensuite pendant un temps considérable, et que le séjour prolongé de ce corps ne devînt la
source des accidents les plus graves. Moriceau le premier
donne le précepte formel de procéder à la délivrance dès
que le fœtus est sorti ; cette doctrine fut suivie d'une façon
presque générale, mais un grand nombre d'accoucheurs,
parmi lesquels Puzos, Levret, Smellie, pensèrent que l'on
devait, dans les cas qui ne s'écartent pas de l'ordre natu-
rel, attendre le décollement spontané du placenta.

« Dans la confiance où je suis, dit Puzos, que l'expulsion du placenta est autant l'ouvrage de la nature, que le
travail qui fait venir l'enfant, mon sentiment est qu'on ne
doit jamais presser son extraction, tant qu'il n'y a rien qui
oblige à la précipiter. Pendant qu'on est occupé à faire des

ligatures, le matrice se resserre peu à peu et son resserrement tend à décoller le placenta s'il ne l'est pas, et s'il l'est
à le chasser du côté de l'orifice et à le mettre à portée
d'être senti avec le doigt introduit dans le vagin. Ce progrès qui s'est fait sans qu'on s'en soit mêlé, laisse peu de
chose à faire à la personne chargée de tirer le placenta ; on
est tout étonné qu'en s'armant du cordon pour le faire
revenir, on le trouve prêt à sortir au moindre effort ; quelquefois même il est chassé pendant cet intervalle par une
ou plusieurs tranchées, avant qu'on se soit occupé de son
extraction. Voilà l'avantage qu'on retire du délai que je
préférerai toujours à la précipitation, qui peut causer la
rupture du cordon, si le placenta n'est pas encore décollé,
et la perte de sang, s'il ne l'est qu'en partie, quelquefois
même le renversement de la matrice. »

Cette opinion a prévalu comme il arrive toujours à celles
qui sont basées sur l'étude attentive des procédés de la
nature, et les accoucheurs modernes sont presque unani-
mement d'accord, que dans les soins que l'on doit donner à
ce moment, il faut se proposer non de détacher le délivre,
mais de faciliter sa sortie pour épargner à la femme quelques légères douleurs et l'inquiétude qui la tourmente
jusqu'à ce qu'elle soit entièrement délivrée.

C'est aussi l'avis de M. Depaul, qui pense que si on
abandonne la délivrance à la nature, elle n'a lieu que près
de deux heures en moyenne après l'accouchement, que
les femmes sont prises de douleurs vives et qu'en outre
elles sont très-inquiètes sachant que tout n'est pas encore
terminé.

*Intervention de l'accoucheur dans la délivrance normale*
*ou physiologique.*

Si dans un grand nombre de cas, la délivrance peut être abandonnée aux seuls effets de la nature, il n'en est pas moins vrai que souvent elle se fait longtemps attendre, les expériences de Cazeaux et de M. Depaul sont là pour le prouver. Quant l'accoucheur intervient c'est donc pour activer le travail d'expulsion, et mettre terme aux douleurs et aux angoisses de la femme, « L'art se charge, dit Nœgelé, de raccourcir la dernière moitié de la période de la délivrance, et cet usage très-utile est généralement suivi de nos jours. En effet, on met la patiente en état de jouir du repos qu'elle désire ardemment ; il faut aussi prendre en consitération que les femmes sont souvent inquiètes et ne se voient hors de danger que lorsque l'expulsion du délivre est effectuée. »

Donc presque tous les accoucheurs modernes sont pour l'intervention ; comment doit-on intervenir, quel est le procédé opératoire, c'est ce que nous allons examiner maintenant.

On distingue trois méthodes : 1° la plus ancienne est la méthode classique de délivrance par traction sur le cordon ; 2° celle de Guillemot par préhension directe du placenta ; 3° la méthode plus récente désignée sous le nom de délivrance par expression.

1° *Délivrance par traction sur le cordon.* — Le médecin qui adopte cette méthode, doit avoir bien présent à

l'esprit, qu'avant d'exercer des tractions sur le cordon ombilical, il doit être sûr que le placenta est détaché et
que l'utérus travaille à son expulsion, ce qui se reconnaît
à la formation d'une tumeur dure, que l'on sent à travers
les parois de l'abdomen dans le région hypogastrique, tumeur dont le volume peut en général être comparé à celui
de la tête du fœtus à terme, aux douleurs légères qui se
manifestent à la région lombaire, souvent à un sentiment
de pesanteur sur le rectum et à la présence d'une portion
du placenta à l'orifice de la matrice, présence qui sera cons-
tatée par le doigt qui ira jusqu'au col en suivant le cordon
comme conducteur. Dès qu'on est averti de cet état de
choses, ont saisit le cordon ombilical, on le tire douce-
ment pour amener au dehors la portion qui est dans le
vagin et l'utérus, et lorsqu'on éprouve une légère résistance, on le saisit solidement le plus près possible des parties génitales, soit en l'entortillant plusieurs fois autour de
deux ou trois doigts, soit en l'enveloppant d'un linge sec
afin d'éviter son glissement, puis tandis que la main gauche
appliquée sur le fond et la face antérieure de l'utérus, permet d'apprécier s'il ne se produit pas d'inversion de cet
organe, et si sa rétraction suit exactement l'issue du délivre,
on exerce sur le cordon une traction douce et continue ;
on tire d'abord en arrière, puis en portant alternativement
le cordon à droite et à gauche ; malgré cette précaution,
la traction se fait en partie suivant l'axe du vagin, qui
forme un angle avec celui de l'utérus, de sorte que le
placenta au lieu d'être porté vers le centre de l'orifice est
appuyé sur le bord antérieur dans la partie correspondante
du col. Pour obvier à cet inconvénient et changer la direc-

tion de la traction et faire qu'elle agisse suivant l'axe de
l'utérus, on porte le doigt indicateur et celui du médius
réunis le long du cordon dans le vagin et jusqu'à l'orifice
de l'utérus. On s'en sert pour pousser vers le sacrum le
cordon qui, reçu dans l'angle rentrant que forme l'accole-
ment de leurs extrémités inégales, y glisse comme sur une
poulie de renvoi. A mesure que le placenta s'engage dans
l'orifice de l'utérus et descend dans le vagin, on abaisse les
doigts et dès qu'il est descendu dans cette cavité, on porte
le cordon un peu en avant pour exercer les tractions suivant l'axe de ce conduit.

Il arrive parfois que l'on éprouve de la résistance, ce qui
peut provenir de ce que le placenta n'est pas complètement
décollé, ou de ce que l'orifice utérin est un peu resserré,
ou du volume, soit du placenta, soit des caillots qui l'accompagnent, ou bien encore, le placenta étant décollé, de
ce que les membranes ne sont pas entièrement détachées, de
sorte qu'en pratiquant le toucher, on sent une portion de
ces membranes tendues entre le placenta et les parois utérins. Il faut alors cesser les tractions jusqu'à ce que les
membranes soient décollées, sans quoi on risquerait d'en
laisser des lambeaux dans la matrice, et bientôt de nouvelles contractions surmonteront ces résistances.

Aussitôt que le placenta a franchi la vulve, on le saisit
à pleine main en le tordant plusieurs fois sur lui-même
pour réunir les membranes en un seul cordon et les entraîner en entier.

Telle est la manière classique de pratiquer la délivrance.
Il est des accoucheurs qui veulent qu'on ne fasse de ten-
tative pour extraire le délivre que lorsqu'il est descendu

dans le vagin ; d'autres enfin veulent qu'on l'abandonne dès qu'il est parvenu dans ce conduit et qu'on laisse à la nature le soin de l'expulser.

M. Pajot, lui, a formulé en deux mots la règle de conduite du praticien, qui s'est préalablement assuré par la palpation du retrait de l'utérus et par le toucher de la présence du placenta « tendre et attendre » et il assure aux jeunes médecins qui suivront ce précepte que personne mieux qu'eux ne délivrera une femme.

2° *Méthode de Guillemot.* — Cette méthode d'extraction qui consiste dans la préhension directe du placenta, réservée par son auteur à quelques cas exceptionnels, et qu'on applique soit à l'enchatonnement, soit au cas d'adhérence anormale du placenta, sera décrite quand nous nous occuperons de ces accidents.

3° *Méthode de délivrance par expression utérine.* — Cette méthode employée au siècle dernier semblait avoir été oubliée, lorsque en 1854, Credé, professeur de la maternité de Leipzig, insista beaucoup sur la valeur de ce mode de délivrance et en fit une application générale à tous les accouchements, ce qui explique pourquoi on appelle encore ce procédé méthode de Credé. Elle est adoptée aujourd'hui par un grand nombre d'accoucheurs, surtout en Allemagne, par Braun, à Vienne, par Duncan, Playfair et Barne en Angleterre, Simpson à Édimbourg, en France par Chantreuil et par quelques accoucheurs de Lyon parmi lesquels le professeur Bouchacourt.

Le but qu'on se propose en employant cette méthode est de renforcer les contractions utérines afin qu'elles expulsent le placenta sans qu'on ait besoin de l'entraîner en ti-

rant sur le cordon. Credé, parlant de sa façon de procéder,
s'exprime ainsi : « l'intervention de l'accoucheur consiste
à aider ou à exciter les contractions utérines paresseuses.
Il m'est arrivé souvent par de simples frictions, d'abord
légères, puis fortes sur le fond de l'utérus, d'avoir provo-
qué et obtenu une forte contraction. Aussitôt que celle-ci
était arrivée à son plus haut point, je saisissais à pleine
main tout l'utérus, de façon que le fond reposait dans la
paume de la main et que les cinq doigts s'appliquassent
sur toute la partie antérieure de l'utérus. Toujours je sen-
tais le placenta sortir sous mes mains et souvent cela se faisait
avec une telle force qu'il passait jusque dans le vagin. »

Voici du reste comment le professeur Bouchacourt conseille de procéder :

Immédiatement après la sortie de l'enfant, on applique
la main sur l'utérus à travers la paroi abdominale, pour
s'assurer qu'il est revenu suffisamment sur lui-même et
maintenir ce retrait par quelques frictions avec une légère
pression, puis on attend qu'une contraction apparaisse ;
alors la main gauche de l'accoucheur placée à droite de la
femme, est portée au-dessus de l'utérus, son bord cubital
dirigé contre la colonne vertébrale, la paume de la main
couvrant le fond de l'utérus et le saisissant avec les doigts
qui viennent en se fléchissant le déprimer et le fixer solidement. En même temps la main droite se plaçant de même
en bas et en avant au-dessus du pubis, relève la paroi antérieure de l'utérus et vient s'appliquer au-devant de la
partie supérieure de son corps ; alors les deux mains agis-
sant ensemble sous un angle ouvert en bas et en avant se
rapprochent avec une force soutenue, sans secousse ni vio-

lence, et continuent de presser ainsi pendant quelques secondes, dans certains cas plusieurs minutes, jusqu'à ce que l'utérus soit vidé du placenta et des caillots qui l'accompagnent et que ceux-ci soient passés dans le vagin ou soient expulsés à l'extérieur.

D'autres accoucheurs, parmi lesquels se trouve M. Chantreuil, veulent qu'on se contente seulement d'exercer quelques légères frictions sur l'utérus dans l'intervalle des contractions et qu'on n'exprime l'utérus qu'au moment où les contractions se produisent.

L'expulsion du délivre a lieu généralement dans le premier quart d'heure qui suit l'accouchement. Cependant quand l'épaisseur de la paroi abdominale chargée de graisse, empêche d'embrasser solidement le fond de l'utérus, l'efficacité des pressions est moins grande et la délivrance ne s'effectue qu'au bout de vingt à vingt-cinq minutes, d'une demi heure au plus.

Dans les observations de M. Chantreuil, qui le premier en France, a fait une étude sérieuse de la méthode de Crédé (*Archives de médecine*, 1878) on a pu constater les résultats suivants :

| | |
|---|---|
| Expulsion immédiatement après l'accouchement | 32 fois |
| 1 minute après l'accouchement . . . . . . . . . | 78 |
| 2 — — . . . . . . . . . | 175 |
| 3 — — . . . . . . . . . | 109 |
| 4 — — . . . . . . . . . | 50 |
| 5 — — . . . . . . . . . | 47 |
| 6 — — . . . . . . . . | 20 |
| *A reporter.* . . . . . . . . . . . . | 511 |

| | | | | |
|---|---|---|---|---|
| | *Report* . . . . . . . . . . . . . . | 511 |
| 7 | — | — | . . . . . . . . . | 4 |
| 8 | — | — | . . . . . . . . . | 4 |
| 9 | — | — | . . . . . . . . . | 11 |
| 15 | — | — | . . . . . . . . . | 6 |
| 20 | — | — | . . . . . . . . . | 3 |
| 25 | — | — | . . . . . . . . | 1 |
| | Total. . . . . . . . . . | 540 |

Pour M. Chantreuil, ce procédé aurait surtout l'avantage de prévenir les hémorrhagies qui avec son emploi lui ont paru très-rares. Beaucoup d'autres accoucheurs affirment même qu'avec cette méthode, ils n'ont plus observé d'adhérences du placenta, de rétention et d'enchatonnement. C'est sans doute aller un peu loin, car si par la rapidité d'expulsion du placenta, les hémorrhagies sont très-rares, cette même rapidité peut aussi causer la déchirure des membranes qui restent soit dans le vagin, soit dans la cavité utérine. De plus, l'expression utérine est généralement pénible pour la femme, elle fatigue la matrice et peut même l'enflammer si les pressions sont prolongées. Et si on a reproché à l'ancienne méthode de tractions sur le cordon d'exposer aux hémorrhagies, à l'enchatonnement, à la rupture du cordon, etc., c'est qu'il y a eu souvent des fautes commises pendant la délivrance et qu'elles ne sont nullement imputables à ce dernier procédé qui demeure le plus sûr, si l'accoucheur a bien présentes à l'esprit les règles qui doivent le guider.

Quelle que soit la méthode qu'on emploie pour opérer la délivrance, le décollement et l'expulsion du placenta sont accompagnés d'un écoulement sanguin, mais la quantité de sang varie avec la méthode employée. Dans certains cas même, la délivrance s'effectue, et il ne s'écoule que quelques gouttes de sang. Voici comment le professeur Depaul a décrit cet écoulement : « Quelquefois après les premières tractions faites sur le cordon ombilical, on détermine la sortie de quelques caillots formés dans le vagin avant que le délivre y soit arrivé. Le plus souvent c'est à la suite du placenta que la plus grande quantité de sang fait irruption. Ce sont habituellement des caillots plus ou moins volumineux qui sont contenus dans la poche membraneuse retournée qui suit le placenta. Cette disposition peut même, lorsque ces caillots sont très gros et complètement enveloppés dans les membranes, favoriser la rupture de cette poche et laisser dans la matrice un caillot enveloppé dans un lambeau membraneux qui peut être le point de départ d'hémorrhagies, ou d'autres accidents graves. D'une manière générale, on peut admettre que la perte de sang qui accompagne la délivrance peut être évaluée en moyenne de 600 à 700 gr. Dans une thèse sur ce sujet faite sous les auspices de M. le professeur Lorain, M. Lingrand est arrivé à une moyenne de 759 grammes ; ses observations portent sur quatre-vingt-quatorze femmes. » (Depaul, leçons de clinique obstétricale).

Quand le délivre a été expulsé, on doit l'examiner avec soin pour voir s'il est complet. Le placenta devra présenter tous ses cotylédons et les membranes devront être entières. Si l'ouverture qu'elles présentent est unique et correspond aux dimensions du fœtus, il est à peu près sûr que l'arrière-faix est bien entier.

Nous allons maintenant examiner les obstacles qui retardent la délivrance ou même qui empêchent qu'elle puisse s'effectuer par les seuls efforts de la nature.

Les accidents qui peuvent se produire après l'acccouchement, dépendent :

1° De l'inertie de l'utérus.

2° De la contraction spasmodique de cet organe et de l'enchatonnement consécutif du placenta.

3° De l'adhérence trop intime du placenta.

Nous allons examiner successivement ces différents cas.

*De l'inertie utérine.* — L'hémorrhagie, qui est un des accidents les plus graves pouvant compliquer la délivrance, est liée dans la plupart des cas à l'inertie de l'utérus ; celle-ci peut dépendre de bien des circonstances. Les auteurs divisent les causes de l'inertie utérine, en causes prédisposantes et en causes déterminantes. Les premières sont le tempérament sanguin ou lymphatique, les règles abondantes et chez les multipares des pertes subies pendant les accouchements antérieurs.

Parmi les causes déterminantes, on signale un état particulier de l'utérus, la fatigue qu'il a éprouvée pendant un accouchement long et difficile et à cette cause se rattachent tous les obstacles à l'expulsion du fœtus, fibromes interstitiels ou sous-péritonéaux volumineux, adhérences avec les parties voisines, déplacements ou courbures de l'utérus. Outre les autres inconvénients qui résultent de cet état, la délivrance se trouve notablement retardée, les contractions qui doivent produire le décollement et l'expulsion du délivre n'existant pas ou étant trop faibles ou trop éloignées. Cet état peut se prolonger plusieurs heures et même des jours entiers et quelquefois même la matrice s'étant rétractée convenablement après la sortie du fœtus se relâche ensuite de manière à permettre une hémorrhagie foudroyante.

Si l'accouchement a été trop rapide l'inertie peut avoir pour cause la déplétion brusque de l'utérus ; une opération obstétricale, la version par exemple, peut amener le même résultat en débarrassant trop vite l'utérus du produit de la conception ; signalons enfin l'amincissement extrême des parois utérines à la suite de l'hydramnios, dans une grossesse gémellaire, dans le cas d'un fœtus unique mais énorme.

Nous avons vu à propos de la délivrance naturelle, qu'après l'expulsion de l'enfant, l'utérus se rétracte et que la main placée sur la région sous-ombilicale sent une tumeur dure, globuleuse, qu'en même temps la femme éprouve des douleurs intermittentes coïncidant avec les contractions de l'organe, les fibres musculaires entourant les vaisseaux qui rampent dans son épaisseur, se resserrent autour d'eux et les oblitèrent ; il n'y peut donc pas y avoir d'écoulement de sang très-abondant ; mais si la contractilité du tissu musculaire est très faible ou même nulle, le placenta ayant déjà subi une commencement de décollement, une hémorrhagie plus ou moins considérable se produira. En même temps on trouvera par la palpation l'utérus mou et flasque à travers les parois abdominales relâchées, et si l'inertie est complète, on ne le sentira même pas. En pratiquant le toucher dès qu'on aura franchi le col, on trouvera les parois utérines « partout mollasses, plissées sur elles-mêmes comme un morceau de vieux linge » (Cazeaux). Le sang se répandra au dehors (hémorrhagie externe) ou bien s'il trouve un obstacle à son écoulement, il s'épanchera dans l'intérieur de la matrice (hémorrhagie interne) ; celle-ci peut avoir une foule de causes : soit l'oblitération du col par le placenta qui est tombé sur lui ou par des caillots ou bien la contraction de la partie inférieure de l'utérus coïncidant avec une inertie de sa partie supérieure.

Outre les signes communs à ces deux sortes d'hémorrhagies, pâleur des tissus, éblouissements, petitesse du pouls, sentiment de pesanteur à l'épigastre, syncopes, mouvements convulsifs, les symptômes de l'hémorrhagie interne, consistant en la distention énorme de l'utérus qui s'élève quelquefois à la hauteur à laquelle il était parvenu avant l'accouchement.

Le doigt introduit dans le vagin trouve l'orifice utérin obstrué par un caillot ou par le placenta, dévié fortement en arrière ou resserré spasmodiquement.

Et si on introduit la main dans le matrice, on y trouve une grande quantité de caillots et de sang liquide (Baudelocque).

Dans le cas d'hémorrhagie externe, le sang se répandra au dehors ; inondant le lit, traversant les matelas et coulant jusqu'à terre. Pour Joulin, l'hémorrhagie est ordinairement mixte c'est-à-dire que le sang s'écoule au dehors en même temps qu'il s'accumule dans la matrice.

Le pronostic est extrêmement grave, et il le sera d'autant plus que l'intervention sera moins prompte, quelques minutes de retard pouvant décider de la vie de la femme. L'hémorrhagie sera d'autant plus abondante que l inertie sera plus complète et le décollement du placenta plus avancé. Enfin l'apparition des symptômes généraux dont nous avons parlé tout à l'heure annonce toujours un dan ger de mort imminent.

*Traitement.* — Le traitement de l'hémorrhagie utérine est préventif ou curatif.

Le traitement préventif dans les cas de pléthore prononcée chez les femmes qui ont des règles abondantes consiste dans la saignée répétée plusieurs fois dans les derniers mois de la grossesse ; chez les femmes lymphatiques et nerveuses, qui ont eu déjà des pertes à leurs accouchements antérieures, on devra, dit Cazeaux, pendant les derniers temps du travail, employer les moyens propres à réveiller la contractilité du tissu, stimuler l'action de l'utérus par des pressions et des frictions faites à l'extérieur, par l'application sur le ventre de compresses trempées dans un liquide froid ; mais surtout en donnant vingt ou trente minutes avant l'expulsion du fœtus 1 ou deux gr. de seigle ergoté en trois doses.

Le D<sup>r</sup> Robert Lee conseille la pratique suivante : chez les femmes dont les antécédents font craindre une hémorrhagie abondante après la délivrance, il recommande de rompre les membranes dès le début du travail, sans attendre la dilatation de l'orifice ou au moins les fortes douleurs ; puis il applique un bandage autour du ventre et il le serre graduellement à mesure que le travail fait des progrès. Il abandonne ensuite le travail à la nature, en évitant d'employer toute espèce de stimulant, et en ayant soin de tenir l'appartement frais. « J'ai, dit-il, plusieurs fois suivi cette pratique avec succès » (London *méd. gaz.* 1839).

On doit aussi pendant le travail s'opposer à un accouchement trop prompt, et l'accélérer s'il est trop lent.

M. Clarke conseille de placer la main pendant l'expulsion de l'enfant sur le fond de l'utérus, de manière à lui procurer un point d'appui pendant et après la contraction.

Quand l'accouchement s'accélère et menace de se terminer d'une façon rapide, Madame Lachapelle conseille de laisser le placenta dans la matrice jusqu'à ce que de nouvelles douleurs se réveillent. Le placenta n'est pas ordinairement alors entièrement décollé, et il s'oppose à la perte tant que dure la stupeur de l'utérus après cette prompte évacuation.

Si le travail au contraire a été trop long, le placenta est ordinairement détaché au moins en grande partie, il ne peut donc plus s'opposer à l'épanchement de sang ; sa présence ne peut qu'entretenir la langueur de l'utérus, et le fatigue en l'irritant sans fruit ; il faut donc pratiquer au plus tôt la délivrance, débarrasser complètement la matrice et profiter du peu d'énergie qui lui reste pour en procurer le resserrement (Mme Lachapelle. Pratique des accouchements).

*Traitement curatif.* — Si l'hémorrhagie est légère, on peut avoir recours au début à l'application du froid. Des compresses trempées dans de l'eau glacée seront appliquées sur l'abdomen, les parties génitales et les cuisses. On a même conseillé de porter de la glace dans l'utérus, mais plusieurs auteurs, Cazeaux entre autres, pensent qu'on doit user modérément de tous ces moyens et les rejeter s'ils n'agissent pas au bout de quelques minutes. Les douches d'eau froide dans le vagin et la cavité utérine, les éponges vinaigrées doivent aussi être proscrites ; ce qu'il faut avant tout c'est réveiller la contractilité utérine en irritant l'organe à l'aide des mains ; en même temps la femme sera placée dans le décubitus dorsal, la tête basse, le siège légèrement élevé et on fera pénétrer de l'air frais dans la chambre.

Telle sera la pratique de l'accoucheur dans le cas d'hémorrhagie légère, mais s'il ne parvenait pas à l'arrêter, si les quantités de sang perdu et la manière dont s'écoule celui que la femme continue à perdre faisaient croire à une perte grave et opiniâtre, il ne devrait par hésiter à employer des moyens plus énergiques. Parmi ceux que l'on a conseillés, nous citerons : le tamponnement, le rapprochement des parois utérines par la compression, la compression de l'aorte, le seigle ergoté, l'opium et enfin la transfusion. Nous allons passer rapidement en revue ces divers moyens.

*Tamponnement.* — Le tamponnement est un moyen certainement très efficace pour arrêter la perte ; mais on lui a reproché de transformer quelquefois l'hémorrhagie externe en hémorrhagie interne. Les partisans déclarés de cette méthode assurent qu'elle réussit, non-seulement en empêchant l'issue du sang, mais en le coagulant, en amenant surtout l'irritation de la matrice et en provoquant sa contraction, surtout si on y joint la compression et l'excitation de l'utérus avec les mains placées sur le bas ventre. Si donc on se décidait à pratiquer le tamponnement, il ne faudrait pas négliger l'excitation de la matrice au-dessus du pubis.

Sous prétexe de tamponner directement les vaisseaux, Gardien conseillait d'introduire dans l'utérus une vessie pleine d'eau ; mais Cazeaux fait remarquer avec juste raison que le séjour de ce corps serait un obstacle au retrait de l'utérus et que même oblitérât-il les orifices vasculaires, on n'aurait fait que reculer la difficulté car l'hémorrhagie pourrait reparaître au moment où l'on retirerait la vessie.

*Compression de l'utérus.* — L'application du bandage abdominal, pratiquée depuis longtemps par les accoucheurs anglais, peut être très utile dans le cas d'inertie utérine. Une ou plusieurs serviettes sont placées sur l'abdomen et maintenues par un bandage de corps à l'aide duquel on exerce la compression. On se propose ainsi d'amener au contact les deux parois de la matrice et de favoriser par leur juxtaposition la formation des caillots aux orifices des vaisseaux sanguins.

*Compression de l'aorte.* — La compression de l'aorte abdominale, employée autrefois, a été conseillée de nouveau par Baudelocque qui assure avoir réussi plusieurs fois à arrêter des pertes qui paraissaient devoir se terminer par la mort. Il y joint presque aussitôt l'administration du seigle ergoté dont l'action détermine bientôt la contraction utérine. Parmi les auteurs qui sont opposés à ce procédé, il faut citer M. Jacquemier et M. Depaul. M. Jacquemier le considère même comme nuisible : « Dans les pertes abondantes qui succèdent à l'accouchement, dit-il, le sang qui s'écoule provient en grande partie des veines, et la compression du tronc aortique ne peut que favoriser le retour du sang veineux dans la veine cave et les veines qui y aboutissent. »

Mais Cazeaux fait observer que la compression de la veine cave a lieu en même temps que celle de l'aorte par suite des positions anatomiques de ces vaisseaux. Quant aux artères ovariques qui ne sont pas atteintes par la compression, à cause de leur élévation, elles ne fournissent relativement à l'utérus qu'une minime quantité de sang (Verrier).

Pendant la compression, le seigle sera administré, et quand la perte aura cessé, on continuera encore de comprimer l'aorte et la veine cave pendant plusieurs heures. M. Jacquemier repousse l'administration du seigle ergoté, qu'il croit sans effet dans ce cas. « Comment admettre, dit-il, que cet agent dont les effets sont prompts mais passagers, puisse aller stimuler l'utérus pendant que le sang artériel a cessé d'y arriver? »

Mais le rôle physiologique de l'ergot peut être interprété autrement. « Le médicament agit d'abord sur les centres nerveux et c'est en réveillant l'action excito-motrice des nerfs utérins, qu'il exerce sur l'utérus l'action spéciale qu'on lui reconnaît » (Cazeaux, *Traité d'accouchement*).

Pour pratiquer la compression de l'aorte, il faut que les parois abdominales soient mises dans le relâchement : on fera fléchir les cuisses de la femme, qui sera dans le décubitus horizontal, la tête basse et le siège légèrement élevé ; puis, après avoir senti les pulsations aortiques, on comprimera l'artère immédiatement au-dessus du fond de la matrice et un peu à gauche de la colonne vertébrale. M. Budin recommande, afin d'éviter le glissement de l'aorte, de la comprimer à l'aide de deux doigts placés en fourche sur la colonne vertébrale (Budin, *Cours de la Faculté*, 1882).

Quant à l'administration du seigle ergoté, il est bien entendu qu'elle ne doit avoir lieu que lorsque la matrice est vide, sans cela, les contractions déterminées par le médicament pourraient produire un resserrement du col et s'opposer ainsi à la sortie du délivre. Il faut dire aussi que l'action thérapeutique n'étant pas immédiate, la femme a le temps de périr si l'hémorrhagie est considérable. Le seigle ergoté sera donc réservé pour le cas d'inertie incomplète de l'utérus, après l'expulsion du délivre, et il sera alors presque toujours employé avec succès.

*Opium*. — L'opium peut être utile, si on y joint les autres moyens propres à arrêter l'hémorrhagie. Mais son emploi isolé ne peut guère produire le resserrement de l'utérus, qui est le but que l'on cherche à atteindre.

*Transfusion*. — Enfin l'opération ultime, c'est la transfusion du sang, dans les cas désespérés. C'est peut-être pour n'avoir été essayée que dans ces cas, qu'on n'a pas, en France du moins, plus de succès à enregistrer. Les accoucheurs anglais disent avoir obtenu des résultats très heureux.

Nous avons examiné jusqu'à présent les cas où l'hémorrhagie avait lieu après l'expulsion du délivre ; mais l'inertie de l'utérus et l'hémorrhagie qui en est la conséquence peuvent survenir avant la délivrance. Quelle sera alors la conduite à tenir ?

Avant tout, il faut tâcher de stimuler l'utérus et de réveiller sa contractilité, et on n'opérera l'extraction du placenta que lorsqu'on aura irrité la matrice avec la main. On devra donc pratiquer sur la paroi antérieure de l'organe des frictions ménagées, mais continuées pendant quelques instants, avec le soin d'alterner avec elles des pressions outenues sans violence mais avec une certaine fermeté, en y mettant de la persistance. On n'oubliera pas d'examiner la vessie et le rectum, qui distendus peuvent amener ou accroître l'inertie utérine.

Toutefois si l'hémorrhagie est considérable, si le danger est prochain, l'accoucheur ne devra pas s'attarder ou se borner aux manœuvres externes. Porter la main dans la cavité utérine pour saisir l'arrière-faix, est à coup sûr la méthode la plus rationnelle et la plus expéditive ; son emploi ne présente ni inconvénients ni dangers ; souvent même on rencontrera en chemin le placenta qui était descendu dans la partie supérieure de la cavité vaginale. On peut dans ce cas, tirer sur le cordon, mais le mieux est de s'abstenir et de s'attaquer directement à la masse placentaire elle-même. C'est le meilleur et le plus court moyen pour en opérer l'extraction, lorsqu'il y a urgence.

Les injections froides, astringentes ou même coagulantes dans les vaisseaux du cordon, ne doivent plus être rappelés qu'à titre de curiosité.

Avec le placenta, il faut entraîner les caillots accumulés dans l'utérus, sans chercher toutefois à opérer un nettoyage trop complet, qui aurait l'inconvénient de favoriser la désobstruction des vaisseaux, et par conséquent le retour de l'hémorrhagie.

Celle-ci arrêtée, il faut que l'accoucheur prolonge son séjour auprès de la malade et lui fasse prendre une dose suffisante d'ergot de seigle, dont il ne faudra pas craindre de prolonger l'emploi pendant plusieurs jours. Il appliquera aussi le bandage abdominal ou le drap compresseur plié en plusieurs doubles, qui exerce une action préventive et curative à la fois. Enfin il combattra la faiblesse et l'état syncopal s'il existe, en ranimant la femme par des excitants comme le vin et le rhum, le bouillon froid par la bouche ou en lavements, si l'estomac ne pouvait le supporter (Charrier).

## DE LA CONTRACTION SPASMODIQUE DE L'UTÉRUS ET DE L'ENCHATONNEMENT CONSÉCUTIF DU PLACENTA.

Le placenta qui peut séjourner dans l'utérus à la suite de l'inertie de cet organe peut y être aussi retenu par un excès de ses contractions. Dans l'état physiologique, les contractions utérines après l'expulsion du fœtus suivent de haut en bas une marche régulière, qui tend successivement à effacer l'espace occupé par le fœtus et ses annexes.

Mais si ces contractions s'établissent d'une manière irrégulière, spasmodique, elles pourront emprisonner le délivre en partageant la cavité utérine en deux autres cavités, l'une dure et ferme dans laquelle sera contenu l'arrière-fax et l'autre molle et flasque, comparée par quelques auteurs à un bout d'intestin flottant. On comprend aisément d'après la disposition presque inextricable des fibres musculaires de l'utérus, que leur contraction irrégulière peut donner lieu à des cercles ou anneaux d'étranglement de situation variable et par suite que le siège de ces cavités secondaires, qui se greffent à diverses hauteurs et dans différentes directions de la cavité principale, peut aussi être très variable.

Toutefois le type le plus constant de cet étranglement utérin, qui peut siéger en différents endroits, est la contraction des fibres circulaires correspondant à l'orifice interne. Ce resserrement s'élève parfois à une grande hauteur, si bien qu'il représente un vrai canal dur et ferme, qui a pu donner dans certains cas à la cavité utérine l'aspect d'un sablier, ou d'un véritable intestin à parois épaisses fortement contractées.

Parmi les causes qui peuvent produire cet état spasmodique de l'utérus, on cite l'excès de volume de l'enfant, la résistance de la poche des eaux ou sa rupture prématurée ayant amené une prolongation du travail ; dans certains cas un travail trop rapide, pour ainsi dire convulsif, le toucher pratiqué trop fréquemment, les tractions exercées sur le cordon, enfin l'administration prématurée de l'ergot de seigle.

*Traitement.* — Quand on a senti par le toucher en suivant le cordon comme conducteur, que l'orifice interne de l'utérus est contracté, et qu'on a constaté, dans quelques cas, par le palper abdominal, la forme irrégulière de la matrice contractée, il faut s'il n'y a pas de complication immédiate, suivre le sage conseil donné par P. Dubois, attendre.

Mais si la femme avait des accidents convulsifs, si une hémorrhagie grave se déclarait, il faudrait intervenir aussitôt. Les injections chaudes et calmantes, l'extrait de belladone porté en nature sur le col, l'ipéca à doses nauséeuses sont des moyens qui peuvent être bons pour produire la dilatation du col, mais dont on ne saurait attendre les effets dans un cas pressant.

C'est à l'introduction de la main disposée en cône et graissée, si on veut, de pommade de belladone (Stoltz) qu'on doit avoir recours pour aller saisir le placenta. Pour cela faire, on tend légèrement le cordon et on le suit jusqu'à l'orifice du col, on pénètre d'abord avec un, puis avec deux ou trois doigts disposés en cône, et se recouvrant en quelque sorte mutuellement, pendant qu'un aide déprime la matrice et l'empêche de s'élever sous l'influence de la pression qu'elle reçoit de bas en haut. On doit tâcher d'arriver aussi haut que possible dans l'utérus pour saisir en masse le placenta, achever de le décoller s'il n'est pas entièrement détaché, et en même temps par des pressions extérieures méthodiques, s'efforcer de faire expulser par l'utérus, la main et le placenta tout à la fois.

Le plus souvent quand le placenta et les caillots sont extraits, la régularité de l'action utérine se rétablit. Immédiatement après on applique un bandage de corps doublé d'une ou de plusieurs compresses pour presser sur le fond de l'utérus. Dans les heures et les jours qui suivent l'opération on devra laver par des injections tièdes et désinfectantes soit le vagin, soit la cavité du col et du corps de l'utérus, pour achever de les débarrasser des fragments de placenta, de membranes ou de caillots qui auront pu y demeurer.

## ADHÉRENCE ANORMALE DU PLACENTA.

L'adhérence anormale du placenta qui met obstacle à la

délivrance, en entravant le décollement de cet organe, est un accident dont les causes sont assez obscures et dans la discussion desquelles nous n'entrerons pas.

Cette adhérence peut se faire en différents points du placenta, mais il est rare qu'elle soit complète, c'est-à-dire qu'elle ait lieu sur tous les points à la fois ; elle peut être aussi tellement solide, qu'on a trouvé placenta et utérus confondus l'un avec l'autre, tandis que dans d'autres cas, les liens qui unissent les deux organes sont lâches, friables et très faciles à arracher.

On reconnaît l'adhérence du placenta, lorsque après l'accouchement, la forme globuleuse de l'utérus, sa dureté, ses contractions manifestes montrent que cet organe travaille à détacher et à expulser le délivre et que portant le doigt à travers le col on sent que le placenta ne vient pas s'y présenter.

Si, malgré ces contractions, une ou deux heures se passent et que le placenta soit encore tellement élevé qu'on n'en peut atteindre aucune partie, ou qu'on n'arrive qu'à son bord inférieur, ni l'expression, ni les tractions sur le cordon qui provoquent une douleur brûlante, déchirante (Nægelé), n'amènent de résultat. On sent que l'on est arrêté par une résistance inusitée et que de plus grands efforts donneraient lieu à une déchirure du cordon ou du placenta ou à une inversion utérine. Du sang s'écoule par l'orifice utérin ou s'accumule dans sa cavité, mais si l'adhérence est complète, on ne constate aucun écoulement sanguin pendant et après l'expulsion du fœtus.

Le diagnostic est toujours difficile et il ne s'établit complètement que lors de la manœuvre destinée à combattre par une intervention appropriée l'obstacle que l'on n'a pu supposer que par des accidents concomitants. « L'étendue, la solidité, l'espèce et le siège de l'adhérence anormale, dit Nægelé, ne peuvent être reconnus que pendant que la main effectue le décollement artificiel. » Cazeaux a donné comme signe d'adhérence, la tension du cordon ombilical sous l'influence d'une traction et son retrait dans l'intérieur du vagin et de l'utérus aussitôt qu'on le relâche. L'introduction de la main dans l'utérus, en suivant le cordon ombilical, peut seule fournir un diagnostic certain de l'adhérence du placenta.

*Traitement.* — Les avis sont partagés sur la conduite à tenir avec le cas d'adhérence non compliquée d'hémorrhagie. Certains auteurs veulent qu'on attende jusqu'à ce que la fétidité des lochies annonce que le moment d'intervenir est venu. D'autres, au contraire, recommandent de ne pas perdre un temps précieux ; une heure après l'accouchement est pour eux un délai suffisant, attendre davantage est une satisfaction accordée aux règles d'une prudence plus apparente que réelle, car le col revient peu à peu et souvent très vite sur lui-même, et il ne laisse plus si facilement, ni si impunément passer la main libératrice ; le placenta, en libre communication avec l'air extérieur, se putréfie et la femme court de grands dangers. Beek apprend que sur 35 placentas abandonnés dans l'utérus, la mère est morte 30 fois, tandis que sur 163 cas de délivrance artificielle, on n'a eu à déplorer la mort de la femme que 6 fois. Blumhart et Rieck, sur 32 cas de placentas abandonnés, ont noté 29 morts, et, sur 568 délivrances artificielles, 62 morts seulement.

Toutefois, notre avis est qu'on peut attendre non pas indéfiniment, mais quelques heures ou une demi-journée, à moins d'accident hémorrhagique grave et pressant, tout en surveillant la couleur, la quantité, l'odeur des lochies, pour pratiquer, s'il y a lieu, des injections intra-utérines désinfectantes, qui ont le double avantage de détruire les produits putrides et de faciliter leur détachement et leur expulsion, et souvent on obtiendra avec facilité et sans violence une délivrance qui semblait impossible au début.

Mais souvent le danger presse, une hémorrhagie abondante ne permet pas d'attendre. Les tractions sur le cordon ne seront pas employées ; malgré l'opinion de Levret, de Baudelocque, de Dubois, nous croyons qu'elles aggraveraient la situation plutôt que lui être utiles ; faites avec trop d'énergie, elles amènent soit la déchirure du cordon ombilical, soit celle d'une portion du placenta, sans avancer en rien le travail d'expulsion. La pratique des injections froides, acides ou stimulantes, dans la veine ou les artères ombilicales, conseillées par Mojon, n'est plus guère suivie aujourd'hui, si elle l'a jamais été beaucoup autrefois. C'est à l'action directe de la main introduite dans la cavité utérine qu'il faut demander la destruction des adhérences. La femme étant placée en travers sur le bord du lit, comme pour la version ou les applications de forceps dans les cas difficiles, le périnée dépassant à peine le bord du lit, l'accoucheur introduit la main disposée en cône et convenablement graissée dans le vagin, puis dans la cavité utérine en suivant le cordon pour arriver sûrement au placenta, pendant que l'autre main fixe le fond et la face antérieure de l'utérus à travers les parois abdominales. Arrivé sur le placenta, il s'assure si l'adhérence est complète ou incomplète : « Dans ce dernier cas, les auteurs conseillent de glisser la main à plat entre la face externe du placenta et la paroi utérine, et d'agir avec elle comme quand on veut, d'un livre non coupé, décoller deux feuillets avec un couteau à papier. P. Dubois préfère saisir la partie déjà détachée à pleine main, et exercer sur elle des tractions dans le but d'achever de décoller le reste » (Cazeaux).

Il faut se défier de la tendance à gratter, qui semble toute naturelle, avec l'extrémité des doigts, même avec les ongles disposés en grattoir ou en spatule, et qui expose à léser la surface interne de l'utérus, et préférer agir avec le bord cubital des doigts, au besoin éplucher, comme on l'a dit, et comme s'il s'agissait de fleurs à choisir ou à nettoyer. Tirer avec une certaine force, mais néanmoins sans violence, sur celles qu'on peut saisir en se rapprochant autant que possible de leur point d'implantation, abandonnant ce qui reste aux efforts d'expulsion naturelle, n'oubliant pas que ce n'est pas tant ce qui est adhérent qui est dangereux, mais bien ce qui reste mobile et flottant.

L'extraction est plus difficile dans le cas d'adhérence complète ; il faut encore tâcher de pénétrer, avec la main, derrière les membranes pour les détacher et on rentrera dans le cas précédent. Si, cependant, une hémorrhagie centrale avait décollé le milieu du délivre, on pourrait, comme l'a fait Leroux, dans une circonstance semblable, perforer la partie centrale et décoller ensuite du centre à la circonférence. Enfin, si toutes ces manœuvres sont insuffisantes, il n'y a plus qu'à s'en remettre à la nature pour le soin d'expulser tout le placenta ou la partie restée dans l'utérus. De fréquentes injections toniques, détersives, désinfectantes seront employées avec succès.

---

Imprimerie A. DERENNE, Mayenne.— Paris, boulevard Saint-Michel, 52.